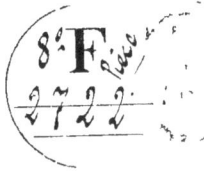

VILLE DE ROUEN

CONGRÈS

DE LA

PROPRIÉTÉ IMMOBILIÈRE DE FRANCE

Rouen, les 12, 13, 14 et 15 Octobre 1896

PAR L'INITIATIVE DU

SYNDICAT DE LA PROPRIÉTÉ IMMOBILIÈRE DE FRANCE

AVEC LE PATRONAGE ET LE CONCOURS DE

L'UNION DES CHAMBRES SYNDICALES DE LA PROPRIÉTÉ BATIE DE FRANCE

SOUS LA PRÉSIDENCE DE

M. GUILLOUARD

Jurisconsulte et Publiciste, Bâtonnier de l'Ordre des Avocats près la Cour d'Appel de Caen

4ᵉ SECTION

Des Servitudes de Voirie

RAPPORT DE M. Henri ALLAIS

Avocat près la Cour d'Appel de Rouen

CONCLUSIONS DE LA COMMISSION

PRÉSIDÉE PAR

M. GOUAULT, *Ingénieur-Architecte a Rouen*

VILLE DE ROUEN

CONGRÈS

DE LA

PROPRIÉTÉ IMMOBILIÈRE DE FRANCE

Rouen, les 12, 13, 14 et 15 Octobre 1896

PAR L'INITIATIVE DU

SYNDICAT DE LA PROPRIÉTÉ IMMOBILIÈRE DE FRANCE

AVEC LE PATRONAGE ET LE CONCOURS DE

L'UNION DES CHAMBRES SYNDICALES DE LA PROPRIÉTÉ BATIE DE FRANCE

SOUS LA PRÉSIDENCE DE

M. GUILLOUARD

Jurisconsulte et Publiciste, Bâtonnier de l'Ordre des Avocats près la Cour d'Appel de Caen

4e SECTION

Des Servitudes de Voirie

RAPPORT DE M. Henri ALLAIS

Avocat près la Cour d'Appel de Rouen

CONCLUSIONS DE LA COMMISSION

PRÉSIDÉE PAR

M. GOUAULT, *Ingénieur-Architecte à Rouen*

CONGRÈS DE LA PROPRIÉTÉ IMMOBILIÈRE

ROUEN 1896

4ᵉ SECTION
Des Servitudes de Voirie

Président : M. GOUAULT, Architecte, Ingénieur à Rouen.
Vice-Président : Mᵉ MACQUERON, Avoué à Rouen.
Rapporteur : Mᵉ Henri ALLAIS, Avocat près la Cour d'Appel de Rouen.
Secrétaire : Mᵉ CHARDIN, Avocat à Rouen.
Membres : MM. CARRÉ, Notaire à Rouen ; RICHER, Architecte au Havre ;
Charles LUCAS, Architecte à Paris ; DE BOULLONGNE, Avocat à
Paris ; LEBLOND, Peintre-Décorateur, Président du Syndicat du
Bâtiment.

Rapport de M. Henri ALLAIS

MESSIEURS,

Ce serait bien plutôt à notre Président de Section,
M. Gouault, qu'à moi, qu'il appartiendrait de vous entretenir
de la Servitude d'alignement.

M. Gouault a fait de ce sujet une étude approfondie et
décisive à laquelle j'emprunterai le plus clair de mon
rapport. Si donc vous trouvez quelqu'intérêt à ce que je vais
vous dire, c'est au Président de la quatrième Section plutôt
qu'au Rapporteur, que le mérite en doit revenir :

I

Vous savez, Messieurs, que les immeubles, dont un plan
d'alignement régulièrement approuvé retranche quelque
portion, ne peuvent être, au gré de l'administration muni-

cipale, l'objet d'aucun travail confortatif. S'il plaît au Maire
de considérer ces immeubles comme menaçant ruine, le
propriétaire doit démolir et céder à la Ville la partie retranchable, sans autre indemnité que le prix du terrain nu.

Or, c'est là, proprement, une violation flagrante des lois
protectrices de la propriété. Mais les municipalités ne s'en
inquiètent guère. Elles ont pour elles la légende, l'habitude
et le respect religieux qu'inspirent à tout bon Français les
ukases administratifs. Pourtant, si quelque contribuable
irrévérencieux voulait aller au fond des choses, il s'étonnerait de voir combien peu solides sont les fondements de
cette servitude; il s'étonnerait de voir que ce n'est pas au
nom des lois organiques de la propriété qu'on invoque et
qu'on exploite contre lui cette obligation abusive, mais bien
au nom d'un Edit d'Henri IV, de décembre 1607.

C'est pour contravention à l'Edit de 1607 qu'on est pour-
suivi. c'est sur les termes de l'Edit de 1607 qu'on dispute en
justice, comme s'il n'y avait pas eu depuis une Déclaration
des Droits de l'Homme, un Code civil promulgué, un
Article 545 et plusieurs Chartes abolitives, à leur époque,
des derniers vestiges du passé.

Le texte de cet édit cité par les administrations municipales pour justifier la servitude d'alignement est le suivant :

Art. 4. — « Deffendons à notre dit Grand-Voyer ou ses
« commis (représentés actuellement par les Préfets et les
Maires) « de permettre qu'il soit fait aulcunes saillies.
« advances et pan de bois aux bâtiments neufs, et même à
« ceux où il y en a, à présent de construitz, les réédifier, ny
« faire ouvrages qui les puisse conforter, conserver et
« soutenir, ny faire aucun encorbellement en avance pour
« porter aucun mur, pan de bois ou autres choses en saillie.
« et porter à faux sur les dites rues, ains faire le tout
« continuer à plomb depuis le rez-de-chaussée tout contre-
« mont, et pourvoir à ce que les rues s'embellissent et
« élargissent au mieux que faire se pourra, et en baillant
« par luy les allignements, redressera les murs où il y aura
« ply ou coude, et de tout sera tenu de donner par écrit son
« procès-verbal de luy signé ou de son greffier, portant

« l'allignement de deulx toises en deulx toises, à ce qu'il n'y
« soit contrevenu... »

D'où les municipalités tirent les conséquences sui-
vantes :

1º Pour toute réparation ou construction neuve le long
des rues ou sur les places d'une ville, les constructeurs
doivent demander la permission du Maire et la délivrance
de l'alignement suivant lequel les constructions doivent être
édifiées ;

2º Le Maire délivre l'alignement conformément aux plans
généraux approuvés par l'autorité supérieure :

3º Toute réparation confortative est interdite aux bâtiments dans la partie retranchable par le plan général.

Or, comme le fait très-bien remarquer M. Gouault dans sa
Note sur la Servitude d'alignement, les plans généraux
d'alignement étaient inconnus en 1607. L'Edit de Henri IV
les a précédés de 158 ans pour les routes, à l'egard desquelles
ils n'ont été ordonnés que par arrêt du Conseil du
27 février 1765. Il a précédé de 176 ans le plan d'alignement
des rues de Paris, prescrit le 10 avril 1783. Il a précédé de
200 ans le plan d'alignement des villes, qui date de la Loi
du 16 septembre 1807. Il s'en suit étroitement que le droit
conféré aux Maires par l'Edit de 1607 est limité aux simples
redressements de « plys ou coudes », et qu'en aucun cas, se
rapportant aux plans généraux d'alignement, le Maire ne
peut invoquer l'Edit de 1607 qui a précédé ces plans de deux
siècles.

La servitude de reculement, telle qu'elle résulte de l'Edit
de 1607, s'applique aux seules constructions qui dépassent
*l'alignement constitué par la ligne du rez-de-chaussée de
l'édifice tel qu'il se comporte*, et les défenses de consolida-
tions concernent les seules *saillies* ou *encorbellements* qui
portent à faux sur les rues, en prenant comme point de
départ la ligne d'aplomb du rez-de-chaussée. Le constructeur
ne peut faire de saillies nouvelles aux étages ni réédifier
celles qui existent. Il doit faire continuer sa bâtisse à l'aplomb
du rez-de-chaussée.

En résumé, le Grand-Voyer, armé de l'Edit de 1607, devait
empêcher les empiétements au-dessus du rez-de-chaussée.

Pour les constructions anciennes, il devait empêcher la réédification des saillies aux étages.

Pour les constructions nouvelles, il dut empêcher l'édification de ces saillies et redresser les murs qui présentaient ply ou coude.

Tel était son pouvoir, mais il n'était que cela, et aujourd'hui, quand les Maires, successeurs du Voyer, prétendent, au nom de l'Edit de 1607, faire retrancher les parties d'immeubles frappés par les plans généraux d'alignement et empêcher les travaux confortatifs, ils commettent certainement un abus de pouvoir et un anachronisme.

Nous concluons donc, pour cette première partie, à l'absence de tout texte légal sur quoi puisse s'appuyer la servitude de reculement. telle que l'entendent les municipalités.

II

Et cependant, à défaut d'un texte de loi, les municipalités ont pour elles la jurisprudence civile Par contre, la jurisprudence administrative, animée d'un esprit libéral et individualiste quelque peu inattendu, se sépare de la civile et tend de plus en plus à la protection de la propriété privée contre les empiétements des municipalités (1).

D'où vient cette opiniâtreté des tribunaux civils, protecteurs attitrés des particuliers. à consacrer les errements contre lesquels nous protestons ?

L'explication en est donnée par M. Gouault dans son étude.

On ne doit pas oublier, dit-il, que sous le régime qui a précédé la Révolution et la loi des 17-22 juillet 1791, qui confirma *provisoirement* les règlements de voirie actuellement existants, l'Administration appliquait avec une excessive sévérité, sans autre texte légal que son bon plaisir, la servitude d'alignement. C'était d'ailleurs le seul moyen dont l'Administration disposait alors pour réaliser les élargissements et embellissements qu'elle avait projetés dans le but d'améliorer la grande et la petite voirie.

La thèse du pouvoir était soutenable, eu égard aux idées

(1) Il convient de citer quelques décisions libérales de la juridiction civiles : Rouen, 9 octobre 1879, 14 août 1892 ; — Chateaubriant, 26 juin 1895.

du temps. Le Roi avait le domaine complet sur les biens de ses sujets. Il consentait à leur concéder une partie de ce domaine; il le faisait dans les conditions qu'il fixait lui-même. Dans le domaine par lui *retenu,* se trouvait le droit d'aligner et de considérer comme non réparables les portions d'immeubles frappés par l'alignement.

La Révolution modifia cette théorie d'une manière radicale. Les droits féodaux furent abolis (11 août 1789). Le pouvoir royal devint une simple délégation par le peuple à l'un de ses membres. La propriété fut déclarée inviolable et sacrée : « A l'avenir, nul ne put en être privé, si ce n'est en cas d'utilité publique légalement constatée et moyennant une juste et préalable indemnité » (26 août 1789. Déclaration des droits de l'homme, art. 17).

Lorsque, en 1791, l'Assemblée Nationale conserva les règlements existants sur la voirie, elle le fit, cela est de toute évidence, avec la pensée que l'interprétation de ces règlements serait faite à l'avenir conformément aux nouveaux principes qu'elle venait de poser d'une manière si grandiose : l'abolition du pouvoir royal en tant que principe divin, et l'inviolabilité de la propriété particulière.

Entre le législateur et le pouvoir chargé d'appliquer la loi, il y eut malentendu. L'Administration et les tribunaux continuèrent à interpréter les règlements anciens dans le sens qu'avaient admis le pouvoir et les tribunaux antérieurs à la Révolution. Ce malentendu se prolonge, en ce qui concerne les tribunaux judiciaires, depuis plus d'un siècle.

On peut même dire que le malentendu est tel que certains tribunaux ne se donnent même pas la peine, en appliquant l'Edit de 1607, de recourir à la lecture du texte. Leur soin se borne à répéter la légende que certains auteurs ou certains arrêts ont eux-mêmes reproduite, et à prendre cette légende pour base de leurs décisions.

C'est ainsi que le 27 mars 1869, la Cour de Cassation insérait à l'arrêt Fournier (Sirey, 1870, 1.91) l'étrange motif ci-après transcrit :

« Vu l'Edit de 1607;

« Attendu que la disposition de cet Edit, qui prescrit la « démolition des travaux exécutés par le propriétaire sur la

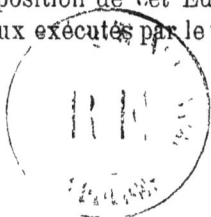

« portion de son terrain sujette à retranchement pour l'amé-
« lioration de la rue, n'est applicable qu'au cas où il s'agit
« de l'élargissement des rues, places ou quais actuels.....»

Ce texte, prétendu extrait de l'Edit de 1607. est par la Cour
créé de toutes pièces. En effet :

1º L'Edit de 1607 ne contient aucune disposition qui s'applique aux portions de terrain sujettes à retranchement pour
l'amélioration de la rue. La raison en est bien simple. Il
n'existait pas alors de plans d'alignement : les plans d'alignement ont été créés un siècle et demi et deux siècles
après l'Édit:

2º L'Edit de 1607 ne prescrit aucune démolition de travaux pour le respect des plans généraux d'alignement.

Je vous ai dit que la jurisprudence administrative est, bien
plus que la civile, favorable à la propriété en ce qui concerne l'application de la prétendue servitude d'alignement.
M. Gouault croit, même, et moi avec lui, que la tendance de
l'Administration *est l'abrogation absolue de la servitude.*

Je vous ai rappelé, Messieurs, que la loi du 16 septembre
1807 avait crée, pour les autres villes que Paris, les plans
généraux d'alignement, et ici se place une grosse objection
que font à notre thèse les municipalités.

L'art. 50 de la loi en question dispose «que quand un pro-
« priétaire fait volontairement démolir sa maison, lorsqu'il
« est forcé de la démolir pour cause de vétusté, il n'a droit à
« indemnité que pour la valeur du terrain délaissé, si l'ali-
« gnement qui lui est donné par les autorités compétentes
« le force à reculer sa construction ».

Les municipalités soutiennent que ce texte consacre et, au
besoin, établit la servitude d'alignement et l'interdiction de
réparer les constructions frappées d'alignement.

D'où cette conclusion qui s'impose, que voilà le principe
de l'inviolabilité de la propriété privée mis en échec par une
disposition de 1807, quand il a été proclamé en 1804 par la
promulgation de l'art. 545. Ce n'est pas admissible!

Tâchons donc d'accorder ces dispositions en apparence
inconciliables. Or, la tâche est facile.

Dès avant 1807, dès 1765, il existait une servitude d'alignement pour les routes et traverses des routes entretenues aux

frais du Roi dans les villes. bourgs et villages : c'est donc aux routes nationales, impériales ou royales que seul peut s'appliquer l'art. 50 de la loi de 1807: mais en ce qui concerne la voirie urbaine, l'interdiction de réconforter les constructions frappées par un plan d'alignement ne résulte d'aucun texte légal.

C'est pourquoi le Pouvoir Exécutif se lassa à la longue de voir les Administrations municipales appliquer avec une rigueur excessive, une servitude aussi problématique. C'est pourquoi il intervint pour y apporter des adoucissements.

Cette intervention de l'Administration supérieure est grosse de conséquences. Et sans qu'il soit besoin que j'insiste, vous comprenez, dès maintenant, qu'elle est la négation de la légalité, de la servitude d'alignement.

En effet : ou bien il y a une loi, impérative, formelle, et l'Administration superieure est sans qualité comme sans pouvoir pour en restreindre les effets; — ou bien l'Administration supérieure a qualité et pouvoir pour modifier, réduire et annuler cette servitude d'alignement selon les cas : alors il n'y a pas de loi.

Et pas de loi, pas d'obligation pour personne.

Prenons un exemple : Vous connaissez tous les dispositions relatives à la réserve en matière successorale : On ne peut disposer que du quart de sa fortune si on laisse plus de deux enfants. — Que diriez-vous d'une décision de justice qui autoriserait un testateur, vu les circonstances, à disposer de la totalité, malgré le nombre de ses enfants et les termes de l'art. 913?

Vous penseriez ceci : ou bien la décision de justice est illégale, ou bien il n'y a pas de loi sur la réserve.

Or, la jurisprudence administrative prononce, le plus qu'elle peut, l'inexistence de la servitude d'alignement et interdit son application chaque jour davantage.

C'est donc que la jurisprudence administrative est illégale, ou qu'il n'y a pas de loi sur la servitude d'alignement.

Illégales, la jurisprudence administrative, les décisions des Ministres, les décisions du Conseil d'Etat, non, à coup sûr !

Alors, il nous faut reconnaître que c'est la servitude d'alignement qui n'a pas de base légale; qu'elle n'est qu'une *légende,* et un épouvantail contre lequel l'insurrection n'est peut-être pas le plus saint des devoirs. mais est à coup sûr le plus incontestable des droits.

III

Je dois maintenant, Messieurs, vous indiquer le processus de cette tendance libérale de l'Administration supérieure, et je laisse encore une fois la parole à M. Gouault.

Dès 1852. en commentant le décret de décentralisation dont j'ai parlé plus haut, le Ministre de l'Intérieur interdit aux Maires et aux Préfets de frapper des servitudes de voirie les propriétés atteintes par la création des *rues nouvelles,* par la création des *places nouvelles* et par *l'agrandissement des places anciennes.* Il ordonna qu'à l'avenir les arrêtés d'alignements contiendraient, d'une manière obligatoire, une disposition ainsi conçue :

« Toutefois, les alignements qui ont pour objet l'ouverture
« de rues et la création de places, et l'agrandissement de la
« place au droit des proprietes portant les numéros..... du
« plan, ne pourront recevoir leur exécution qu'après que la
« Ville aura été autorisée à acquérir soit à l'amiable, soit
« s'il y a lieu par voie d'expropriation pour cause d'utilité
« publique, conformement à la loi du 3 mai 1841, les pro-
« priétés ou portions de propriétés dont l'occupation est
« nécessaire.

« Jusque-là, les dites propriétés ne seront point assujetties
« aux servitudes de voirie résultant des règlements en
« vigueur. »

L'Administration est allée plus loin. En certaines circonstances, elle a décidé d'appliquer la formule d'exonération à des alignements quelconques. C'est ainsi que l'arrêté de M. le Préfet de la Seine-Inférieure, en date du 11 août 1875, qui a précédé les travaux de l'assainissement du quartier Martainville, a étendu l'exonération des servitudes de voirie à ceux des immeubles touchés par les alignements nouveaux lorsque le retranchement les atteint en totalité ou dans une grande profondeur.

Plus récemment, l'Administration a manifesté d'une ma-

nière plus caractéristique le respect qu'elle veut avoir doré-
navant de la propriété privée, et sa volonté de restreindre
au moindre degré possible les effets de la servitude d'alignement. Je puis citer l'arrêté d'alignement du 27 avril 1881
pris par le Préfet de la Seine-Inférieure pour la rue Pavée,
à Rouen, qui a affranchi de la servitude de reculement un
certain nombre d'immeubles en bordure, et qui laisse sub-
sister *in perpetuum* quelques immeubles faisant une légère
saillie sur l'alignement projeté

Les dispositions réglementaires ci-dessus indiquées se
rapportent aux alignements récents. Il est clair que lorsque
l'exonération des servitudes de voirie est textuellement
écrite, la question ne soulève aucune difficulté. Il existe bien
encore des municipalités qui se refusent à abandonner,
malgré les textes, l'ancien privilège prétendu, d'exproprier
sans bourse délier, et elles ne peuvent consentir à reconnaître les droits des propriétaires. Certaines soutiennent des
procès sans issue possible; certaines vont même jusqu'à
tenir cachées les nouvelles dispositions prises en faveur des
intéressés, et à leur laisser croire que les anciens errements
ont toujours force de loi. Dans le premier ordre d'idées, je
citerai l'affaire Gréboval (9 octobre 1879) que le juge de
simple police a jugée contre le Maire de Rouen. Au second
point de vue, j'indiquerai les conventions que le Maire de
Rouen a imposées à certains propriétaires de la rue de
Reims, conventions qui sont la négation absolue des droits
que leur reconnaît l'arrêté préfectoral du 30 mai 1883.

Mais que doit-on penser des alignements anciens?

Est-il permis de croire ou d'espérer que les propriétaires
d'immeubles atteints par des alignements anciens jouiront
des droits que l'Administration a reconnus à l'occasion des
alignements nouveaux? Que les immeubles nécessaires à
l'ouverture de rues nouvelles, à la création de places nouvelles, à l'élargissement de places anciennes, à l'élargissement des rues elles-mêmes, lorsque les reconstructions sont
frappées en totalité ou sur une grande profondeur..... ne
sont pas soumis à la servitude d'alignement?

La Cour de Cassation a déjà consacré l'abrogation de la
servitude en ce qui concerne l'ouverture des rues nouvelles.
Je me bornerai à rappeler l'arrêt Fournier, déjà cité, du

27 mars 1869, en y ajoutant l'arrêt Allouard, du 11 mars 1865.

Quant au Conseil d'État, sa jurisprudence est absolument fixée. Il ne fait aucune distinction entre les alignements anciens et les alignements nouveaux. Toutes les fois qu'un immeuble est frappé par un alignement ancien en totalité, ou seulement dans une grande profondeur, toutes les fois même que l'alignement projeté sort d'une certaine mesure ; que, par exemple, l'alignement doit avoir pour effet un déplacement sensible de l'axe de la rue, l'adjonction au domaine public vicinal de portions de terrain relativement importantes, le Conseil d'État se refuse à admettre l'application des servitudes de voirie, et il reconnaît aux propriétaires le droit d'exécuter à leurs édifices des réparations confortatives.

Je citerai, pour me borner, les solutions les plus importantes. C'est d'abord l'arrêt Schock et Chaumette, du 22 juin 1888, et celui tout récent que j'ai obtenu le 2 février 1894 pour M. Valentin Hébert. Celui-ci était propriétaire, place de la Basse-Vieille-Tour, d'un immeuble frappé par l'Ordonnance royale du 29 avril 1839, sur 7 mètres environ de profondeur. Voici la disposition principale de cette dernière décision :

« Considérant qu'il résulte de l'instruction que l'immeuble
« appartenant au sieur Hébert est compris sur une grande
« profondeur dans le projet d'élargissement de la place de la
« Basse-Vieille-Tour, tel qu'il résulte de l'ordonnance du
« 29 avril 1839, approuvant le plan général des alignements
« de la Ville de Rouen ; que, dès lors, le dit immeuble n'a
« pas été frappé de la servitude de reculement et ne peut
« être atteint par l'exécution de ce plan qu'après que la Ville
« aura été spécialement autorisée à en faire l'acquisition
« amiable ou à en poursuivre l'expropriation ; qu'il suit de
« là qu'en annulant l'arrêté en date du 21 août 1891, par
« lequel le Maire de la Ville de Rouen a refusé d'autoriser
« le sieur Hébert à exécuter à son immeuble des travaux
« confortatifs, et en délivrant lui-même cette autorisation
« par application des articles 85 et 98 de la loi municipale,
« le Préfet du département de la Seine-Inférieure n'a pas
« excédé la limite de ses pouvoirs. »

Je dois encore citer l'arrêt qu'un habitant du Havre, le sieur Palfray, a obtenu, le 16 janvier 1891, contre le Maire de cette Ville. C'est celui qui, à mon sens, indique de la manière la plus nette la pensée intime du tribunal administratif. Dans cette espèce. l'immeuble du sieur Palfray était atteint par un alignement ancien remontant à 1866, qui lui enlevait une tranche de 4ᵐ25 et laissait à la construction les trois quarts de sa superficie. Le Conseil a déclaré qu'il y avait grande profondeur, et il a prononcé l'exonération des servitudes de voirie. Voici le texte du décret :

« Considérant qu'il résulte de l'instruction que l'immeuble « appartenant au sieur Palfray est compris sur une grande « profondeur dans le projet d'élargissement à 10 mètres de « la rue Beauverger ; que l'axe de la dite rue a été déplacé « et que les parcelles ajoutées dans le projet présentent une « surface presque égale au sol conservé de l'ancienne rue ; « que, dès lors. le dit immeuble n'a pas été frappé de la « servitude de reculement et ne peut être atteint par l'exé- « cution du nouveau plan d'alignement qu'après que la Ville « aura été spécialement autorisée à en faire l'acquisition « amiable ou à en poursuivre l'expropriation ; qu'il suit de « là que le Maire, en se fondant sur le dit plan d'alignement « pour refuser au sieur Palfray l'autorisation d'exécuter les « travaux confortatifs qu'il projetait, a excédé la limite de « ses pouvoirs, »

Quelle sera la décision du Conseil d'Etat lorsque le cas qui lui sera soumis, sans atteindre ni 7 mètres comme chez M. V. Hébert, ni 4ᵐ25 comme chez M. Palfray, sortira cependant du cadre tracé par l'Edit de 1607 ; en un mot, lorsqu'il y aura plus que le simple *redressement d'un pli ou d'un coude?* Le Conseil d'Etat dira-t-il encore qu'il y a *grande profondeur?*

Voici une décision récente du Conseil d'Etat du 20 janvier 1894. Elle concerne une maison sise à Paris, rue des Anglais, rescindable de 2ᵐ26 à l'un des bouts, de 2ᵐ60 à l'autre. Elle dit :

« Considérant que l'Ordonnance du 6 juin 1846, approu- vant le plan d'élargissement de la rue des Anglais, qui ne présente actuellement au droit de l'immeuble du sieur Shoult qu'une largeur de 3ᵐ80, a fixé cette largeur à 10 mètres ; que l'immeuble du requérant se trouve atteint sur une très-grande profondeur : qu'ainsi, l'opération projetée ne pouvant être effectuée à l'égard du sieur Shoult que par une acquisition amiable de son terrain ou par voie d'expropriation, sa maison n'est pas frappée de la servitude d'alignement... »

Je citerai enfin une décision ministérielle du 17 décembre 1894, rendue à l'occasion d'une maison appartenant à M. Foliot, rue Eau-de-Robec, à Rouen, rescindable sur 2 mètres de profondeur. Le Ministre la déclare affranchie de la servitude de reculement, et il ajoute :

« Ce n'est là, d'ailleurs, que la conséquence nécessaire du principe qui doit présider à l'application de la servitude de reculement. Du moment où, dans son ensemble, *l'opération prévue par un plan général d'alignement* présente, comme dans l'espèce, le *caractère d'un véritable* **redressement,** par là même cette opération ne peut être réalisée que par la mise en œuvre du **seul moyen ouvert par la loi,** à défaut d'accord amiable. **pour procéder à TOUS les travaux de redressement,** c'est-à-dire par une **EXPROPRIATION.** » (1)

Voici donc qu'il ne s'agit plus, pour la grande profondeur, de 7 mètres comme chez M. Valentin Hébert, ni de 4ᵐ25 comme chez M. Palfray :

2 mètres, grande profondeur, dit le Ministre ;

2ᵐ26, *très-grande* profondeur, dit l'arrêt Shoult.

Qu'est-ce donc que cette « grande profondeur » que ni le Ministre ni le Conseil d'État n'ont définie ? La définition à en donner semble bien résulter des principes acceptés par la jurisprudence administrative. Du moment que les empiétements édictés par les plans généraux d'alignement échappent aux dispositions de l'acte de 1607, qui ignorait

_____

(1) On peut citer encore une lettre du Ministre de l'Intérieur, en date du 30 octobre 1896, adressée, depuis la clôture du Congrès, à M. Claudon, propriétaire rue des Carmes, à Rouen. Cette lettre affirme que les riverains de cette rue sont affranchis de la servitude de reculement, la mise à l'alignement de la rue des Carmes revêtant le caractère d'un redressement et non d'un simple élargissement. Cette maison était frappée sur une profondeur de 2ᵐ02.

les plans, nous vous proposons d'entendre par « grande profondeur » tout ce qui dépasse le simple redressement des plys ou des coudes, redressement pour lequel le Voyer — actuellement le Maire — a conservé son pouvoir.

Donc il y a grande profondeur, et par suite affranchissement de la servitude d'alignement, quand il s'agit d'un véritable redressement, d'une opération d'ensemble, en un mot d'un plan général excédant les pouvoirs du Maire. Ce que le Ministre de l'Intérieur résume ainsi : simple élargissement, pouvoir du Maire, servitude de voirie et défense de consolider. Elargissement ou redressement, pouvoir de l'administration supérieure par : de servitude, droit de faire tous travaux confortatifs.

Telle est notre thèse, Messieurs, fondée sur l'autorité ministérielle. Et encore que les Ministres soient transitoires dans leurs personnes, j'espère que la tradition qu'ils se transmettent s'imposera et que nous aurons la joie, nous les travailleurs modestes mais entêtés, d'avoir contribué pour une bonne part à l'affranchissement de nos concitoyens et au respect du droit sacré de la propriété privée.

En conséquence, Messieurs, nous vous proposons d'émettre le vœu motivé dont suit le texte :

« Considérant que la servitude d'alignement dite *non reparandi*, imposée à la voirie urbaine par l'Edit de décembre 1607, art. 4, confirmé provisoirement par la Loi des 17-22 juillet 1791, s'applique étroitement, ainsi qu'il résulte du texte même de l'Edit, aux seules saillies dépassant la ligne actuelle du rez-de-chaussée du mur de face ;

« Considérant que les Administrations municipales ont la prétention d'étendre cette servitude aux avancées que présentent les constructions en façade sur rues et places, par rapport aux plans généraux d'alignement ;

« Mais considérant que ces plans généraux d'alignement étaient inconnus en 1607, qu'ils ont été ordonnés : 1° pour la première fois par l'Arrêt du Conseil du 27 février 1765, spécial aux routes et aux traversées des routes dans les villes ; — 2° par la Déclaration Royale du 10 avril 1783, spéciale aux rues de Paris ; — et 3° pour la voirie urbaine, par l'art. 52 de la Loi du 16 septembre 1807 ;

« Considérant que l'extension ainsi proposée n'est pas juridique et ne s'appuie sur aucun texte légal ;

« Considérant qu'elle est, en outre, en contradiction expresse avec la Déclaration des Droits de l'Homme, art. 17, — avec l'art. 545 du Code Civil. et avec les textes des diverses Constitutions que la France s'est données depuis 1789 ; .

« Considérant que la jurisprudence administrative a pro‑ noncé l'exemption de la servitude d'alignement dans un grand nombre d'espèces. Sic : Conseil d'Etat, 19 mai 1858, Perducet ; — 13 juillet 1866, Leboucher ; — 27 mai 1881, Bellamy et autres ; — 22 juin 1888, Shock et Chaumette ; —' 16 janvier 1891. Palfray : — 19 janvier 1894, Doby : — 20 février 1894, 2 février 1894, Valentin Hébert. etc. : — 8 juillet 1892. Imbert ; — 23 juillet 1892, d'Uzer. Comité de l'intérieur du Conseil d'Etat : Avis des 7 août 1839, 27 avril 1847 et 18 juin 1851 ;

« Considérant que le Ministre de l'Intérieur, consulté par M. le Préfet de la Seine-Inférieure, a, le 17 décembre 1894, declaré que :

« Du moment où, dans son ensemble, l'opération prévue
« par un plan général d'alignement présente le caractère
« d'un véritable *redressement*, par là même cette opération
« ne peut être réalisée que par la mise en œuvre du *seul*
« *moyen ouvert par la loi*, à défaut d'accord amiable, *pour*
« *procéder à tous les travaux de redressement*, c'est-à-
« dire **par une expropriation.** »

« Considérant que la jurisprudence des Tribunaux judiciaires et de la Cour de Cassation présente avec la jurisprudence ci-dessus relatée une dissidence caractérisée; qu'en effet, tandis que la jurisprudence administrative attribue à l'Administration le pouvoir de déterminer par des Règlements l'étendue de la Servitude d'alignement, et de la supprimer lorsque les immeubles sont atteints par les Plans d'alignement dans une certaine profondeur, la Cour de Cassation admet que la servitude est établie par la Loi elle-même, le texte de 1607, et qu'elle frappe les immeubles atteints par les Plans généraux d'alignement, quelle que soit la profondeur à rescinder; — que cependant, quelques décisions récentes de Tribunaux de simple police semblent indiquer un rapprochement marqué avec la jurisprudence

administrative : Rouen, 9 octobre 1879, 12 février 1896 ; —
14 août 1892 ; — Châteaubriant. 26 juin 1895 ; — considérant
qu'il y a intérêt, pour les propriétaires d'immeubles à ce que
les deux jurisprudences soient unifiées dans le sens le plus
large, et le plus conforme au principe sacré de l'inviolabilité
de la propriété ;

« Le Congrès :

« Sans qu'il lui appartienne d'interpréter l'Edit de 1607, —
Emet le vœu :

« 1° Qu'une loi interprétative de cet Edit soit votée par
les Chambres, pour declarer ou rendre la Servitude d'alignement, dite *non reparandi,* inapplicable aux immeubles
frappés de retranchement par les Plans généraux d'alignement ;

« 2° Que la Loi du 3 mai 1841 soit amendée de manière à
faciliter l'acquisition par les municipalités des portions d'immeubles rescindables pour l'exécution des Plans généraux
d'alignement. »

Le Président de la Commission.

A. GOUAULT.

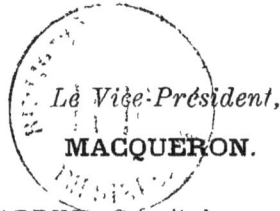

Le Vice-Président,

MACQUERON.

Membres : MM. CARRÉ, CHARDIN, *Secrétaire,*
RIGONDET, Henri ALLAIS, *Rapporteur.*

Rouen. — Anc. imp. Lapierre, rue St-Etienne-des-Tonneliers, 1.